NOUVELLE NOTICE

SUR LES

EMBAUMEMENTS

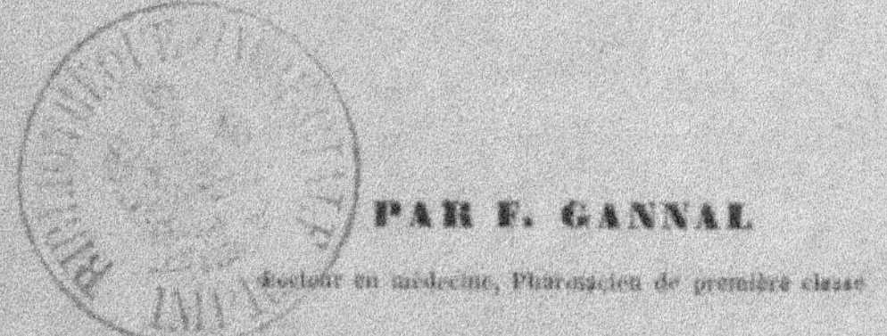

PAR F. GANNAL

Docteur en médecine, Pharmacien de première classe

———— ❦ ————

A PARIS

CHEZ L'AUTEUR, 6, RUE DE SEINE

—

1859

NOUVELLE NOTICE

SUR LES

EMBAUMEMENTS

Le respect pour les morts est universel; et si l'on consulte l'histoire des différents peuples, on reste convaincu que ce sentiment, dans son universalité, est naturel à l'homme et primitif. Partout on invoque pour eux la clémence divine, partout on sollicite de ceux que l'on croit agréables à Dieu par leur loi et leurs vertus, l'assistance et l'intervention auprès du juge suprême.

A ce respect pour les morts se rattachent les monuments funèbres et les embaumements. Mais tandis que bien souvent une pensée d'orgueil préside à l'érection d'un mausolée, l'embaumement puise toujours sa source dans un sentiment pieux.

L'idée de séparation semble en effet moins douloureuse à celui qui possède le corps de la personne qu'il regrette : s'il ne l'a plus vivante, du moins il sait près de lui sa dépouille mortelle, il sait qu'il peut la voir, la reconnaître, la toucher, l'embrasser même; car il ne lui manque que le souffle divin qui s'est exhalé avec le dernier soupir.

Si vous passez des tribus sauvages, des peuplades les moins cultivées aux races qui ont reçu une mission civilisatrice, partout vous retrouverez le même respect pour la dépouille des morts et des précautions employées pour la conserver.

Chez les Grecs qui n'embaumaient pas les corps, on avait imaginé de les brûler, et alors on recueillait religieusement les cendres ; mais toujours, dans ce cas, on pratiquait un embaumement temporaire pour les préserver de la corruption pendant le temps qui précédait la cérémonie.

A Rome, si le défunt pendant sa vie avait rempli des emplois publics, avant de procéder à ses funérailles, on l'exposait pendant sept jours, vêtu de sa robe et baigné de liqueurs odorantes.

Mais de tous les peuples anciens, il n'en est aucun chez lequel la coutume d'embaumer ait été plus commune que chez les Egyptiens. Leurs momies attestent une certaine perfection des sciences et des arts, et, chose admirable, leurs corps s'offrent encore à nous intacts et comme endormis à côté de leurs villes et de leurs symboles anéantis.

Parmi le peuple que Dieu s'était choisi, nous rencontrons les mêmes usages, mais sanctifiés de plus par une législation divine. Nous lisons dans la Genèse qu'on employa quarante jours pour embaumer le corps de Jacob. Lié de bandes, il fut d'abord déposé dans un champ qu'il avait acheté des enfants de Séchem, puis transporté plus tard dans la caverne d'Hébron, à côté des restes d'Abraham, d'Isaac et de Rebecca.

Non seulement chez les Juifs on embaumait avec cérémonie, mais encore toute profusion de parfums durant la vie était pour eux une marque de vénération. Saint Mathieu nous rapporte que Jésus, peu de jours avant sa mort, étant à Béthanie chez Simon, ses disciples furent choqués de la profusion d'huiles qu'une femme vint verser sur lui pendant qu'il était à table. Puis il ajoute que Jésus, connaissant leur pensée, leur dit : « *Pourquoi faites-vous de la peine à cette femme ? Ce qu'elle vient de faire à mon égard est une bonne œuvre. En répandant ce parfum sur mon corps, elle l'a fait en vue de ma sépulture.* »

Notre-Seigneur ne devait séjourner que trois jours dans le tombeau ; et cependant, observateur scrupuleux des coutumes de Judée, il permit que son corps fut soumis à un embaumement temporaire, tel à peu près qu'on le pratique encore de nos jours. En voici la preuve :

Saint Luc, qui était médecin, raconte, dans les deux derniers chapitres de son évangile, que les femmes qui étaient venues de Galilée et qui avaient suivi Jésus, *s'en retournèrent après sa mort afin de procéder à la préparation des aromates. Et, le premier jour de la semaine, ces femmes vinrent au sépulcre de grand matin et apportèrent les parfums qu'elles avaient préparés.*

Saint Marc, ch. 16, cite les noms propres : *Le jour du sabbat étant passé, Marie-Madeleine, Marie, mère de Jacques, et Salomé, achetèrent des parfums pour embaumer Jésus.*

Saint Jean est plus explicite, il semble même entrer dans les détails de l'embaumement du Christ.

Post hæc autem rogavit Pilatum Joseph ab Arimathœâ ut tolleret corpus Jesu. Et permisit Pilatus. Venit ergò et tullit corpus Jesu. Venit autem et Nicodemus qui venerat ad Jesum nocte primum ferens mixturam myrrhœ et aloës, quasi libras centum.

Acceperunt ergo corpus Jesu et ligaverunt linteis cum aromatibus, sicut mos est Judeis sepelire.

Dans la primitive Église, on vit les chrétiens, adoptant les coutumes des Juifs, laver leurs morts, les embaumer, les envelopper de linges précieux, les conserver pendant sept jours, et enfin les ranger dans des caveaux. On retrouve encore aujourd'hui des traces de ces catacombes.

La venue du Messie, en répandant un jour nouveau sur toutes les institutions humaines, a modifié merveilleusement l'esprit et le caractère de nos usages. Nous connaissons les touchantes cérémonies des inhumations et de la fête des morts des chrétiens ; l'éloquent auteur du *Génie du christianisme* nous les a dépeintes avec un charme ineffable. La coutume d'embaumer ne pouvait échapper à cette influence régénératrice. Chez les anciens, amis, frères, époux, ne voyaient au terme de la vie qu'une séparation éternelle. Le christianisme, au contraire en plaçant l'homme dans le champ de l'espérance, l'avenir des sentiments cessa de faire naufrage devant une urne funéraire. L'embaumement apparut dès-lors avec des proportions grandies et comme revêtu d'une nouvelle signification.

Puisque le respect des morts, naturel à tous les hommes, est devenu dans nos croyances une partie essentielle du culte, ce ne peut être un soin futile que de conserver leurs restes : mon père l'avait ainsi compris, lorsqu'il appliqua ses découvertes à la pratique des embaumements.

Nous verrons bientôt, en décrivant les divers procédés d'embaumement mis en pratique jusqu'à nos jours, que seul, mon père a su tirer parti de ce qu'il y avait de bon dans les méthodes anciennes, et qu'en combinant ces procédés avec ses découvertes personnelles il est arrivé à pouvoir garantir une conservation complète et durable.

Des différentes méthodes d'embaumer.

Nous distinguerons dans cette étude deux sortes de procédés : les procédés anciens et les procédés modernes.

Procédés anciens.

Les Égyptiens qui se proposaient une conservation indéfinie du corps, y mettaient un soin extrême ; cela devait être puisqu'ils croyaient que l'âme restait auprès du corps qu'elle avait quitté, tant qu'il conservait sa forme première.

Leur procédé consistait à vider toutes les cavités, soit en dissolvant les viscères dans une liqueur caustique, soit après en avoir opéré l'extraction, à les dépouiller de leur graisse et de leurs parties muqueuses par l'action prolongée du

natrum. On lavait ensuite les corps avec soin et on les faisait sécher à l'air chaud, dans le sable ou dans une étuve.
Pendant cette dessiccation les uns étaient vernis au dehors
et remplis à l'intérieur de substances odorantes propres à
éloigner les insectes ; les autres étaient plongés dans un bi-
tume chaud et liquide qui les pénétrait de toutes parts. Enfin, des bandes multipliées, enduites de gommes et de rési-
nes et appliquées avec art sur toutes les régions du corps,
fermaient tout accès à l'air et à l'humidité.

Mais ce mode d'embaumement n'était pas le seul chez les
Égyptiens, et les corps qu'ils nous offrent conservés sans
aucune trace de mutilation, par l'influence seule des circon-
stances atmosphériques, nous permettent d'affirmer qu'ils
ont pu pratiquer l'embaumement ou mieux la conservation
des corps, bien des siècles avant le perfectionnement de
leurs arts, et que les conditions hygrométriques et thermo-
métriques de l'air et de la terre ont eu plus de part à la
conservation de leurs momies que la recherche et l'efficacité de leurs procédés.

En effet, ces momies qui restent intactes et pourraient
résister encore des milliers d'années à la destruction dans
les conditions de température et de sécheresse que leur as-
surent les sépultures égyptiennes, ces momies, disons-nous,
retirées de ce milieu conservateur, et exposées à l'action de
nos variations atmosphériques, se décomposent rapidement.

Ces observations démontrent que les procédés des Égyptiens, quelle que soit leur supériorité sur ceux que nous
connaissons, seraient insuffisants dans nos climats. C'est
donc en vain qu'on a cherché à pratiquer des embaumements par ces procédés. Ces tentatives infructueuses et les
efforts inhabiles qu'on a faits dans nos climats pour y sup-
pléer, ont été la seule cause qui a fait presque abandonner
la coutume d'embaumer les corps.

Les Hébreux, dont les connaissances chimiques étaient
très-peu étendues, se contentaient, comme nous l'avons vu
plus haut, d'envelopper les corps de bandelettes et de les
baigner d'aromates. Ce procédé, suffisant pour la conserva-

tion pendant le temps des funérailles, nous aurait laissé des momies aussi belles que celles de l'Égypte si on y avait joint la macération dans une solution saline telle que le natrum.

Les Guanches, chez lesquels l'embaumement était une coutume, employaient des procédés à peu près analogues à ceux des Égyptiens ; on a trouvé beaucoup de leurs momies dans les catacombes de Ténériffe, de Fer, etc.

Tels sont les peuples chez lesquels on pratiquait des embaumements dans les temps anciens ; tels sont aussi les procédés qu'ils mettaient en usage pour arriver à la conservation des corps.

Procédés modernes.

Dans les temps modernes on a cherché à ramener dans nos mœurs la coutume des embaumements, mais au lieu d'hommes spéciaux, qui eussent eu tout intérêt à perfectionner leur art ce furent les médecins qui les pratiquèrent. Mais, dans toute sa clientèle, un vieux médecin avait à peine l'occasion de faire une ou deux de ces opérations, et dans les grandes villes seulement.

Quel était le procédé employé dans ces occasions bien rares? Le procédé *Égyptien* mis à la portée de notre pays, c'est-à-dire une boucherie épouvantable, qui n'avait même pas l'avantage de conserver ; car, ainsi que je l'ai dit plus haut, la chaleur et la sécheresse étaient pour beaucoup dans la conservation des momies.

Les familles demandent un embaumement durable, une opération conforme au respect et à l'amour qui dicte cette volonté de conservation.

Or, extraire le cerveau par une couronne de trépan, enlever les poumons, le cœur, les entrailles, en un mot tous les organes internes pour remplir les cavités de son et d'étoupes ; entailler les muscles, les réduire en lambeaux, qu'on réunit ensuite par la compression au moyen de bandages recouverts de couches de vernis, est-ce là conserver un corps auquel s'attachent des regrets ? Ces horribles mutilations ne répugnent elles pas aux familles ? et cette profanation ne les détourne-t-elle pas de la pieuse pensée de recourir à l'embaumement de ceux qui leur sont chers ?

On a beaucoup vanté la méthode de Ruysh et de Swammerdam. Est-il quelqu'un qui puisse dire le procédé de ces anatomistes, ou qui seulement puisse affirmer avoir vu de leurs préparations.

Au commencement de ce siècle le célèbre Chaussier indiqua le perchlorure de mercure comme un excellent agent conservateur ; on a aussi beaucoup parlé des bons résultats obtenus avec les sels d'arsenic.

Outre que ces composés ont l'inconvénient d'être des poisons violents, aux dangereuses atteintes desquels l'opérateur le plus prudent n'échappe pas toujours, il est inutile d'en discuter les propriétés *plus ou moins* conservatrices, attendu qu'une loi récente interdit l'emploi dans les embaumements de tout composé vénéneux.

Je m'arrêterai là, ne voulant pas me lancer dans le dédale des divers procédés suivis autrefois par les médecins ; on a dit autant de médecins autant de médecines, on aurait pu, avec plus de justesse, dire autant d'embaumeurs, autant de méthodes d'embaumements.

Procédé Gannal.

C'est en 1826 que mon père, à la suite de ses travaux sur la gélatine, commença ses expériences sur la conservation des cadavres ; et ce n'est qu'après neuf années de recherches assidues qu'il se vit en possession d'un procédé dont les résultats n'étaient plus douteux.

Pour qu'un corps pût se conserver, il fallait rendre imputrescibles les composés animaux qui, par leur nature, tendent à se désorganiser et à se désagréger lorsque la vie les a abandonnés. Or, mon père reconnut que les sels d'alumine jouissaient au plus haut degré de la propriété de transformer les matières animales putrescibles en composés nouveaux imputrescibles. Mais, au lieu de recourir comme les anciens à la macération dans les solutions salines, il imagina d'injecter dans les artères un liquide qui, passant dans les ramuscules les plus ténus de l'arbre artériel, irait modifier les conditions chimiques de tous les tissus. Ses expériences lui démontrèrent que les corps injectés avec ses solutions se conservaient parfaitement dans un lieu sec et aéré : dans ces conditions ils subissaient une dessiccation lente et la peau prenait une teinte brune, sans que pendant tout le temps nécessaire pour amener le corps à l'état complet de sécheresse, il y eut dégagement d'aucun gaz.

Ce premier résultat était d'une très-haute importance, en ce qu'il rendait les dissections possibles en tous temps, en sauvegardant la santé des élèves en médecine.

Ce travail valut à mon père les plus grands encouragements de l'Académie des Sciences et de l'Académie de Médecine.

Un fait important avait échappé aux personnes chargées jusqu'à ce jour de conserver notre enveloppe mortelle : tous les embaumeurs paraissent avoir ignoré jusqu'ici qu'il ne suffit pas de neutraliser la matière animale putrescible, mais qu'il faut empêcher que le corps ne se détruise par pourriture ou par une décomposition analogue à celle qui détruit le bois placé dans un lieu humide. Voilà ce qui a fait que tous les cadavres embaumés par les anciens procédés se sont décomposés à la longue.

Mon père, à la suite de ses recherches, est arrivé à découvrir que pour appliquer à l'embaumement des corps destinés à la sépulture, le procédé de conservation qu'il avait proposé pour les amphithéâtres, il fallait empêcher le développement de la moisissure, développement qui ne se faisait que très-difficilement à l'air libre, et qui, au contraire, était accéléré par l'humidité des lieux destinés aux inhumations.

En examinant avec soin les résultats auxquels prétendaient tous les peuples qui, dans les temps anciens, pratiquaient les embaumements, et plus particulièrement l'effet des lotions aromatiques, et en expérimentant lui-même par ces procédés, il reconnut que les essences, dont on baignait les corps injectés préalablement avec son liquide, formaient avec le temps un vernis qui rendait impossible toute moisissure et qui ne permettait même pas à l'eau de venir modifier l'état de conservation des cadavres.

L'Académie des Sciences et l'Académie de Médecine honorèrent mon père de nouveaux éloges et de nouvelles récompenses, et c'est à l'appui de ces deux corps savants qu'il dût de voir adopter sa méthode d'embaumement.

De nombreuses exhumations de corps embaumés par mon père ont démontré de la manière la plus évidente qu'en combinant l'injection avec les lotions d'essences on arrivait à une conservation complète.

A la fin de cette notice je reproduirai trois procès-verbaux d'exhumation, celui du corps de Monseigneur de Quélen, dont le cercueil a été ouvert après huit années, lors de la mort de son très-regrettable successeur Monseigneur Affre; celui de l'enfant tué à la Villette le 18 mars 1840 et celui de mademoiselle de Montglave. Ces trois attestations seront suffisantes pour démontrer l'efficacité de notre procédé. Il me serait facile d'en citer beaucoup d'autres, si je n'étais retenu par la nécessité d'être bref, comme cela convient pour une simple notice.

Par ce procédé d'embaumement, plus de mutilations, plus de suppression d'organes, plus de profanation.

Le corps restant couvert est placé sur une table, et, par une incision faite au col, on cherche la carotide, artère par laquelle on injecte le liquide conservateur. Ceci fait, et sans mettre aucune partie à découvert, on enveloppe entièrement le corps de serviettes de flanelle ou de soie que l'on fixe avec des bandelettes de même tissu; après quoi on habille la personne décédée suivant le désir de la famille.

De cette manière, on a enlevé les linges salis par les déjections, comme le font les religieuses lors de l'ensevelissement, et on a entouré le corps d'étoffes qui s'imprègnent des essences que nous versons dans le cercueil.

Les conservations dites temporaires, et consistant en une simple injection sont suffisantes pour conserver les corps pendant quelques mois, mais jamais elles n'ont donné de conservations indéfinies, comme le prétendent certaines personnes.

En effet, dans ces derniers temps, des embaumeurs, se basant sur des résultats d'amphithéâtre, ont prétendu pouvoir arriver par simple injection à conserver les corps destinés aux sépultures.

En faisant une simple injection on avait la ressource de dire que ceux qui enveloppaient les corps, ne pouvaient le faire sans manquer au respect dû à la dépouille des morts. Cette objection n'est pas sérieuse.

Je ne veux nommer personne pour ne pas réveiller des haines à peu près éteintes, et ne pas reproduire une lutte autrefois nécessaire, aujourd'hui inutile. Toutes les personnes qui nous ont vus à l'œuvre, mon père et moi, nous ont adressé les plus grands éloges sur la convenance avec laquelle nous pratiquons nos opérations.

Nous avons été appelés pour embaumer plusieurs archechevêques et un très-grand nombre d'ecclésiastiques et de religieuses. Partout et toujours l'impression a été la même.

Aussi, Docteur en médecine et pharmacien de première classe, je n'ai pas hésité à quitter les voies de ces deux professions, pour me consacrer entièrement à la pratique des embaumements. Je l'ai fait sans hésiter, car dans *cette carrière suivie exclusivement*, ou peut être honorable, et se rendre utile aux familles comme dans les deux autres.

NOTA. Les inhumations prématurées dont les journaux quotidiens rendent réquemment compte, d'une manière si dramatique, m'ont suggéré la pensée de vulgariser les connaissances qui mettent à même de saisir les signes certains de la mort : Un ouvrage de peu d'étendue, sous presse en ce moment, remplira cet objet.   Y. G.

Procès-verbal de l'exhumation du corps
de Monseigneur de Quélen.

« Nous, soussignés, chanoines titulaires de l'Église de Paris, attestons que, le jeudi 6 juillet 1848, nous sommes descendus dans le caveau situé sous le chœur de l'église métropolitaine de Paris, servant de sépulture aux archevêques, accompagnés de MM. Cayol et Vignolo, docteurs en médecine, et de M. Gannal, chimiste, et que le cercueil de feu M. Hyacinthe-Louis de Quélen, archevêque de Paris, déposé dans ledit caveau le 9 janvier 1840, ayant été ouvert, nous avons trouvé le corps en état parfait de conservation, n'exhalant aucune odeur, les traits encore très-reconnaissables, les membres souples, les chaires molles, et les habits pontificaux, dont le corps était revêtu, dans leur fraîcheur naturelle. »

Suivent les signatures :

Églé, chanoine. Surat, chanoine, archi-prêtre. Ravinet, vicaire général. Tresvaux, chanoine. Cayol, docteur médecin. Vignolo, docteur médecin.

Lettre du maire d'Artigues au préfet de la Gironde, au sujet de l'exhumation et de l'autopsie du jeune Anizat.

Bordeaux, le 3 janvier 1842.

Monsieur le Préfet, j'ai l'honneur de vous transmettre les renseignements que vous me demandez par votre honorée du 23 décembre, au sujet de l'exhumation du jeune Anizat.

Lorsque vous m'autorisâtes, par votre arrêté du 29 juillet 1840, d'inhumer dans le cimetière d'Artigues le corps d'Anizat, je le fis transporter dans un petit caveau de l'église, en attendant que le monument que je fais élever dans notre cimetière fût achevé, dans le but de réunir les trois malheureuses victimes d'un aussi horrible assassinat.

MM. Degrange et Gergeris, médecins au rapport, me communiquèrent une lettre de M. Gannal. Ce dernier priait instamment ces messieurs de tâcher de faire l'autopsie du jeune Anizat, embaumé par lui, dans l'intérêt de la société. Je promis à ces messieurs que je les ferais prévenir lorsque je ferais faire la réunion des corps dans le tombeau commun.

Le cercueil du jeune Anizat a été ouvert en ma présence : *le corps a été trouvé dans un état parfait de conservation; l'intérieur était dans un état admirable, les aliments se trouvaient conservés dans l'estomac comme si l'enfant venait d'être tué.*

Les opérations du docteur Degrange terminées, le corps a été mis dans le même cercueil fermé devant moi, transporté immédiatement dans le tombeau, à côté de la veuve Anizat et de Mathilde Anizat; de suite le trou du caveau a été fermé en ma présence.

Aussitôt que j'ai eu l'honneur de recevoir votre lettre, je suis allé chez le docteur Degrange pour avoir un extrait de son rapport. Il m'a répondu qu'il a fait imprimer son rapport sur l'autopsie du jeune Anizat, dans le *Journal de Médecine* qui va paraître dans la première quinzaine de janvier, et qu'il se propose de vous faire hommage d'un exemplaire ; qu'ensuite il a donné des explications au procureur du roi, et les renseignements transmis à M. le garde des sceaux, et fournis à M. Gannal, qui a été très-satisfait de tout ce qui a été fait, ainsi qu'il l'a écrit le 22 décembre dernier à la Société de Médecine de Bordeaux.

Le Maire, *Signé :* E. LAVIALLE Fls.

Pour copie conforme :

Le secrétaire général de la préfecture de police,

Signé MALLEVAL.

Département de la Seine, canton et arrondissement de Sceaux.

MAIRIE DE CHATILLON.

Procès-verbal de l'exhumation de mademoiselle Garay de Montglave.

Châtillon, le 21 avril 1847.

Cejourd'hui mercredi 21 avril 1847, à l'heure de deux heures après midi, nous, maire de la commune de Châtillon (Seine), avons assisté, conformément à l'autorisation délivrée par M. le Préfet de police, en date du 12 de ce mois, sous le n° 1071, à l'exhumation du corps de Mlle Marie-Delphine-Ernestine Garay de Montglave, décédée en cette commune à l'âge de dix-sept ans, et embaumé par M. Gannal, chimiste, le 13 mai 1843.

Cette exhumation a été faite par ledit M. Gannal, en présence de M. et de Mme de Montglave, père et mère d'Ernestine ; de Mme Delcasso, sa grand'mère ; de M. le curé de Châtillon et de plusieurs ecclésiastiques de Paris, d'un nombre considérable de parents, d'amis, de membres de l'Institut et de médecins.

Nous devons à la vérité de déclarer que, quoique les eaux pluviales eussent pénétré dans le cercueil, le corps s'est trouvé dans un état si complet de conservation que M. Micheli, sculpteur, a pu mouler la tête avec succès.

Nous devons déclarer en outre que cette triste cérémonie et la réinhumation ont eu lieu avec une convenance parfaite, à l'entière satisfaction des parents et des assistants, sans exception.

Fait à Châtillon, les jour et an que dessus.

Le maire de Châtillon,

Signé : MARTIN DIDIER.

Paris. — Typographie J.F. NORMANT, 16, rue de Seine.

www.ingramcontent.com/pod-product-compliance
Lightning Source LLC
LaVergne TN
LVHW021815060726
842528LV00004B/1355